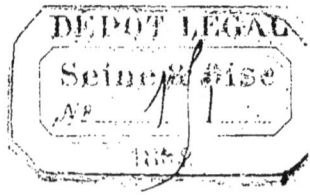
TRAITEMENT

PAR LA

RÉSORCINE EN SOLUTION CONCENTRÉE

DE

L'HYPERTROPHIE

DU TISSU LYMPHOÏDE PHARYNGIEN

(VÉGÉTATIONS ADÉNOÏDES)

PAR

R.-M. MARAGE
Docteur en médecine
Docteur ès sciences
Lauréat de la Faculté de médecine
Secrétaire de la Société de laryngologie, d'otologie
et de rhinologie de Paris

CORBEIL

IMPRIMERIE ÉD. CRÉTE

1892

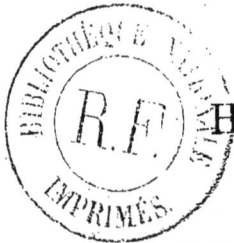

HYPERTROPHIE

DU

TISSU LYMPHOÏDE PHARYNGIEN

§ 1. — PRÉFACE.

L'hypertrophie de la tonsille (amygdale) pharyngienne est, de toutes les affections du pharynx, celle qui a le plus attiré l'attention des spécialistes.

Il n'y en a guère qui ne se soient occupés de cette maladie si répandue chez les enfants et même chez les adultes. Rarement cette lésion se présente seule ; elle est accompagnée, dans l'immense majorité des cas, de la forme molle de l'hypertrophie des amygdales palatines ; elle coïncide aussi fort souvent avec la pharyngite granuleuse. Ce n'est donc pas une affection isolée.

L'anatomie normale va nous permettre de comprendre pourquoi l'hypertrophie des amygdales accompagne le plus souvent les végétations adénoïdes ; l'anatomie pathologique nous expliquera les symptômes fonctionnels et physiques.

1

§ 2. — ANATOMIE NORMALE ET PATHOLOGIQUE.

Le pharynx présente un véritable anneau lymphatique, dont le plan vertical passerait par les amygdales
palatines.

Cet anneau part en haut de l'amygdale pharyngée, se
continue par des follicules clos qui se trouvent au niveau
de l'orifice de la trompe d'Eustache et arrive à l'amygdale palatine pour se terminer au niveau de la base de
la langue par des glandes folliculaires nombreuses qui
constituent l'amygdale linguale (fig. 3).

Ces quatre amygdales, les deux palatines situées aux
extrémités du diamètre horizontal de l'anneau lymphatique, la pharyngienne et la linguale situées aux extrémités du diamètre vertical, ne sont pas complètement
séparées les unes des autres : l'amygdale pharyngée se
réunit aux deux amygdales palatines par des follicules
clos qui se trouvent au niveau de la trompe d'Eustache,
et constituent l'amygdale tubaire ; c'est cette dernière
qui, hypertrophiée, donne les troubles si graves de l'ouïe
et produit souvent la surdi-mutité.

Généralement chez les adultes cet anneau lymphatique
est peu développé sauf dans son diamètre horizontal, au
niveau des amygdales palatines, mais il n'en est pas de
même chez les enfants ; chez ces petits malades l'anneau lymphatique est souvent complet, très hypertro-

phié, et l'on a l'affection que l'on appelle les végétations adénoïdes.

On comprend donc pourquoi cette maladie accompagne le plus souvent l'hypertrophie des amygdales ; puisque, somme toute, c'est une même lésion qui se produit dans des points similaires.

Les quatre figures intercalées dans le texte permettent de saisir immédiatement la description que nous venons de faire.

La figure 1 représente une coupe antéro-postérieure de la face passant par le milieu du nez ; c'est la disposition normale sans lésions.

On y distingue facilement la bouche limitée en bas par la langue, en avant par les lèvres supérieure et inférieure, en haut par le palais, le voile du palais et la luette ; elle communique à la partie postérieure avec un carrefour, le pharynx, où aboutissent trois conduits, l'œsophage en bas et en arrière (extrémité supérieure du tube digestif), le larynx en bas et en avant (extrémité supérieure de l'appareil respiratoire) protégé par l'épiglotte qui le recouvre ; enfin en haut les fosses nasales communiquant avec le nez et présentant sur leurs parois latérales un orifice important, celui de la trompe d'Eustache, en arrière duquel se trouve la fossette de Rosenmüller ; la trompe d'Eustache est un conduit qui sert à faire communiquer le pharynx, et par conséquent l'air extérieur, avec l'oreille moyenne.

A l'état pathologique (fig. 2), l'orifice des fosses nasales peut se trouver complètement oblitéré par l'hypertrophie de l'amygdale pharyngienne ; l'air ne peut plus passer par le nez, la muqueuse des cornets supérieur, moyen et inférieur s'hypertrophie, et le malade présente des

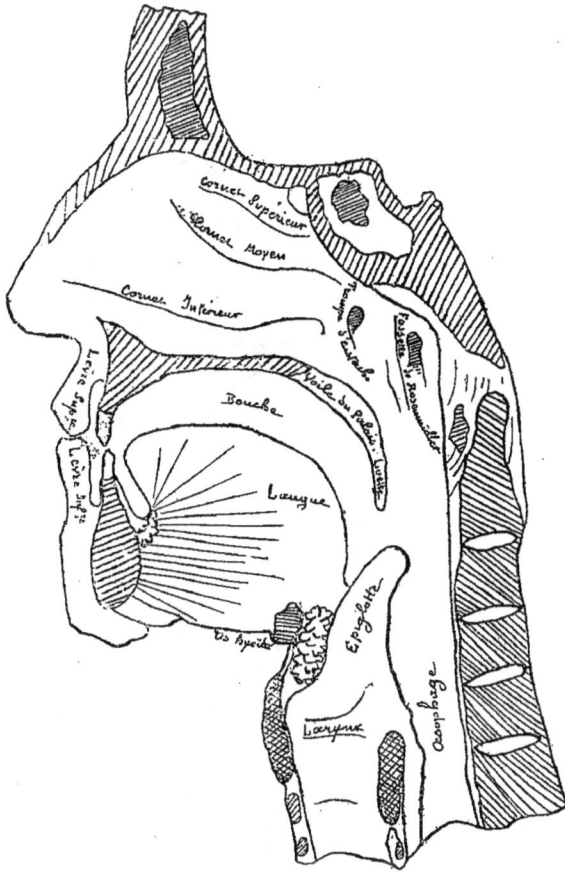

Anatomie normale.

Fig. 1. — Coupe antéro-postérieure passant par le milieu du nez et montrant l'*anatomie normale* du pharynx (orifice de la trompe d'Eustache) et des fosses nasales (cornets supérieur, moyen, et inférieur); en arrière de l'orifice de la trompe d'Eustache se trouve la fossette de Rosenmüller; l'air venant du larynx peut sortir par la bouche ou, par le nez, derrière la luette.

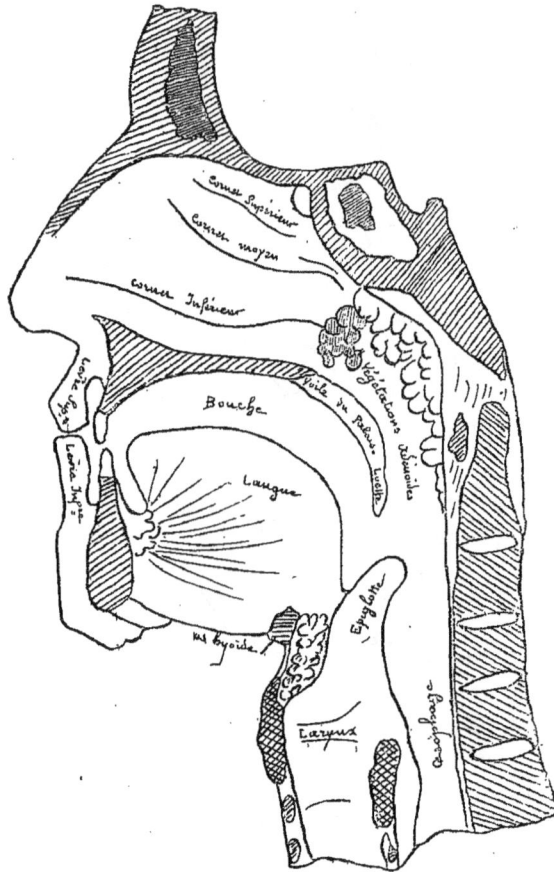

Anatomie pathologique.

Fig. 2. — Coupe antéro-postérieure passant par le milieu du nez et montrant l'*anatomie pathologique* du pharynx; l'orifice de la trompe d'Eustache est bouché par les végétations adénoïdes; le malade est plus ou moins sourd; l'air venant du larynx ne peut plus passer derrière la luette par les fosses nasales; le malade ne respire plus par le nez et reste la bouche ouverte; il ronfle la nuit et le matin la bouche est sèche.

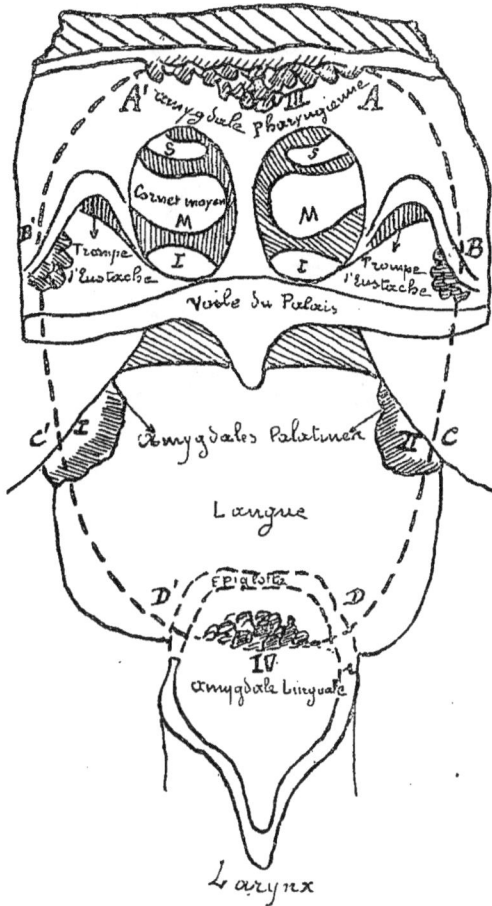

Anatomie normale.

Fig. 3. — Coupe passant par un plan vertical de droite à gauche et
rencontrant les deux amygdales palatines C et C', on y voit l'anneau
lymphoïde A B C D, A' B' C' D'. Au-dessus du voile du palais les deux
orifices des fosses nasales (cornets supérieur, moyen et inférieur). Au-
dessous la langue et le larynx.

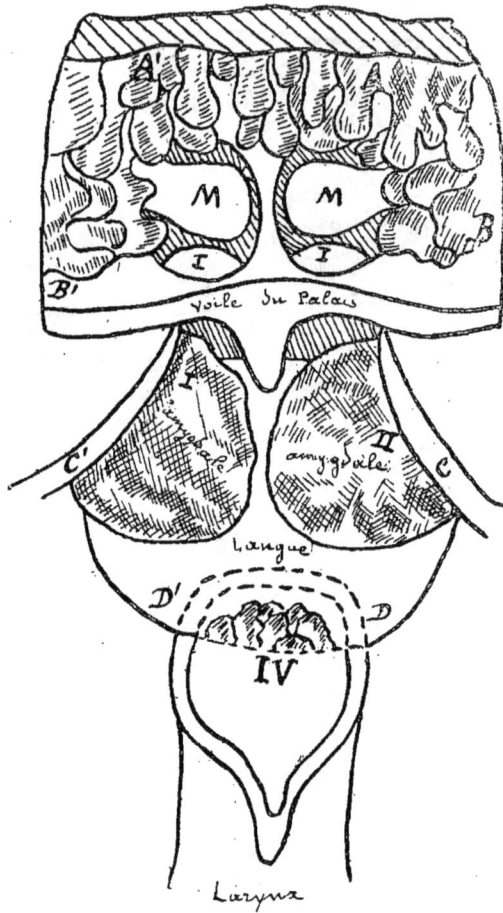

Anatomie pathologique.

Fig. 4. — Même coupe que la fig. 3. L'amygdale pharyngienne très hypertrophiée (AA') a rejoint les amygdales tubaires (BB'), les fosses nasales (I M) commencent à s'oblitérer; les amygdales palatines (I et II)
sont hypertrophiées et cachent la langue; en bas l'amygdale linguale D D'.

troubles de la respiration; il respire par la bouche et
ronfle la nuit : de plus l'orifice de la trompe d'Eustache
se trouve bouché par l'amygdale tubaire, c'est-à-dire par
des végétations développées au niveau de l'orifice de la
trompe ; le malade devient sourd, surtout lorsque le
temps est humide, et si ces lésions sont plus étendues, il
présente des écoulements par les oreilles ; tous ces symptômes seront étudiés plus loin, mais l'anatomie nous permet déjà de les prévoir.

Supposons une coupe verticale passant par les deux
amygdales palatines C et C' (fig. 3), et regardée par la
partie postérieure ; cette coupe du pharynx permet de
voir immédiatement l'anneau lymphatique dont nous
avons parlé au début, ABCD à droite, A'B'C'D' à gauche ;
il part en haut de l'amygdale pharyngienne AA', des-
cend vers l'amygdale tubaire BB', et se continue par
les deux amygdales palatines CC' pour se terminer derrière l'épiglotte au niveau de l'amygdale linguale DD' ;
ces six amygdales, constituées par des éléments identiques, subissent en même temps la loi de l'hypertrophie,
et l'on comprend alors que, limitées extérieurement par
des orifices osseux, elles se développent vers le centre de
l'anneau, c'est-à-dire qu'au-dessus du voile du palais,
elles vont boucher, l'amygdale pharyngienne (III),
l'orifice conduisant dans les fosses nasales (cornets
supérieur, moyen, inférieur), et l'amygdale tubaire (BB'),
l'orifice de la trompe d'Eustache (troubles de l'ouïe);
au-dessous du voile du palais les amygdales palatines
se développeront librement dans le fond de la bouche
et viendront recouvrir complètement la base de la
langue en ne laissant souvent qu'un orifice insigni-
fiant pour la respiration et le passage des aliments; la

cavité de l'anneau sera complètement remplie, et la figure 4 nous montre une masse de tissu adénoïde bouchant complètement l'orifice des fosses nasales (SMI), l'orifice tubaire (BB') et l'orifice buccal (CC').

On ne saurait nier que ces six amygdales ne soient identiques, car leur constitution histologique est absolument la même, qu'elles soient à l'état normal ou qu'elles se trouvent à l'état pathologique ; c'est ce que nous allons prouver dans l'étude qui va suivre.

Nous allons démontrer que la lésion ne varie pas, en étudiant successivement l'histologie normale et l'histologie pathologique des amygdales palatines et pharyngienne.

§ 3. — HISTOLOGIE NORMALE ET PATHOLOGIQUE.

1° **Histologie normale**. — Ces amygdales sont constituées par du tissu conjonctif réticulé et des follicules
lymphatiques. Elles sont recouvertes par la muqueuse
du pharynx qui s'enfonce dans des dépressions infundi-
buliformes, ou cryptes, s'ouvrant à leur surface et pénć-
trant profondément dans leur tissu.

La muqueuse est recouverte d'un épithélium pavimenteux stratifié, et, comme la muqueuse buccale, elle
possède des papilles vasculaires : au-dessous d'elle se
trouve un tissu réticulé parsemé de follicules clos. Dans
son ensemble l'organe est limité à sa partie profonde par
une capsule fibreuse dans laquelle se trouvent les acini
de glandes en grappes et de gros troncs lymphatiques.

Telle est l'histologie normale de l'amygdale palatine,
d'après Ranvier.

Kœlliker, Luschka et Frey étudièrent successivement
l'amygdale pharyngée, et reconnurent que sa structure
était identique à celle des tonsilles pharyngiennes. En
effet, les glandes folliculeuses, qui se rencontrent à la
voûte du pharynx, sont simples ou composées comme les
amygdales : la muqueuse adhère fortement aux os du
crâne, et il existe constamment une couche glandulaire,
ayant jusqu'à 9 millimètres d'épaisseur, étendue d'un
orifice tubaire à l'autre, et dont la structure ne diffère

en rien de celle des tonsilles ; les glandes y sont seulement plus petites ; chez les enfants elles sont le plus souvent hypertrophiées comme les tonsilles.

Si l'on fait une coupe, on trouve de l'extérieur à l'intérieur : 1° un épithélium cylindrique à cils vibratils ; 2° une couche de cellules plus ou moins comprimées ; 3° le tissu adénoïde à reticulum très fin ; 4° du tissu conjonctif d'autant plus abondant que l'individu est plus âgé.

2° **Histologie pathologique.** — *Amygdale palatine hypertrophiée* (Ranvier). — Les cryptes sont réduits à de simples fentes dont les parois sont en contact ; les follicules sont visibles à l'œil nu ; leur centre est un peu jaunâtre, ce qui les fait ressembler aux ganglions lymphatiques hypertrophiés de la scrofule ; des bandes assez épaisses de tissu fibreux séparent les follicules. Le réseau papillaire du chorion est moins développé qu'à l'état normal ; il semble que la muqueuse soit tendue sous l'influence de l'hypertrophie du tissu sous-jacent. Les follicules lymphatiques sont notablement altérés, sans cependant présenter des cellules géantes, comme on en rencontre dans les ganglions strumeux.

Amygdale pharyngienne hypertrophiée. — Les lésions sont absolument identiques, de telle sorte que la plupart du temps un histologiste, à la seule inspection des coupes, ne pourra pas distinguer ce qui appartient à la région palatine ou à la région pharyngienne. En effet, dans une coupe de. végétation adénoïde, nous trouvons en allant de la surface à la profondeur :

a. Une couche d'épithélium pavimenteux dont les cellules sont cornées sur une assez grande profondeur.

b. Une couche composée de masses arrondies volumineuses, répondant aux follicules lymphatiques ; on y trouve des orifices vasculaires gorgés de sang.

Ces follicules sont formés par des accumulations d'innombrables cellules arrondies et volumineuses libres entre elles. Entre certains follicules apparaissent des traînées épithéliales dépendant des canaux excréteurs.

c. Plus loin on rencontre des amas de glandes en grappe, dont les éléments ont subi un commencement de dégénérescence muqueuse.

En résumé, l'anatomie nous permet d'identifier absolument le tissu lymphoïde qui forme l'anneau pharyngien, soit que l'on ait affaire à un cas normal (fig. 1 et 3), soit que l'on se trouve en présence d'un cas pathologique (fig. 2 et 4).

§ 4. — SYMPTOMES.

L'hypertrophie des amygdales palatines, pharyngée et linguale, se rencontre à tous les âges de la vie ; si elle semble moins fréquente chez les adultes, cela tient à deux causes : 1° le pharynx est plus développé, sa cavité plus grande, une hypertrophie du tissu des parois a donc moins d'importance ; 2° ou les malades ont été traités pendant leur enfance, ou, les lésions étaient peu dangereuses et les symptômes non inquiétants, l'affection a été négligée ; c'est donc de 4 à 16 ans que se présentent le plus souvent les troubles dont nous allons nous occuper, et bien que *les adultes n'en soient pas exempts,* nous aurons surtout en vue les enfants et les jeunes gens.

Troubles fonctionnels. — 1° *Troubles du développement ; 2° de la respiration ; 3° du système nerveux.* — Ce qui frappe uniquement les parents, ce sont les signes fonctionnels, aussi me semble-t-il logique de les placer en premier lieu, car ce sont les premiers renseignements qui seront fournis au médecin.

1° *Troubles du développement.* — L'enfant est chétif, petit, maigre, souffreteux, *pas avancé pour son âge,* — souvent les parents ont une santé parfaite et l'enfant reste rabougri : le squelette de la face est déformé, la cloison du nez n'est plus rectiligne, la lèvre supérieure paraît trop courte et le nez trop gros ; le thorax lui-même, mal développé, donne à l'enfant un aspect rachitique.

2° *Respiration.* — Le pharynx est bouché dans sa portion supérieure, les cornets sont hypertrophiés, les amygdales palatines sont souvent énormes, il existe une pharyngite catarrhale ; tout concourt donc à boucher l'orifice de la respiration, et le malade ne respire plus que par la bouche qui reste constamment ouverte. Pendant la nuit, l'enfant ronfle et souvent avec tant de bruit, qu'il est impossible de dormir dans la même chambre ; parfois même il est pris d'accès de suffocation absolument effrayants : ces symptômes ne sauraient nous étonner, maintenant que nous connaissons les lésions.

3° *Troubles nerveux.* — Tous les organes des sens sont plus ou moins atteints, car ils sont directement ou indirectement, sinon sous la dépendance, au moins en relation avec le pharynx et les fosses nasales.

L'odorat disparaît, car l'hypertrophie des cornets bouche complètement les fosses nasales, l'ouïe est gravement atteinte au bout d'un certain temps, car l'orifice pharyngien de la trompe d'Eustache est obstrué (BB', fig. 3 et 4), et souvent même ces lésions s'étendent jusqu'à l'oreille moyenne, l'enfant a des *écoulements d'oreille.* Cette surdité augmente par les temps humides, la voix est morte, car le thorax et par suite le larynx sont mal développés, et les vibrations sonores ne trouvent plus dans la cavité buccale les résonnateurs nécessaires, l'enfant prononce mal, et certaines consonnes sont à peine perceptibles.

Des affections des voies lacrymales coexistent souvent et disparaissent avec le traitement des végétations.

Enfin, l'enfant, s'il est en retard au point de vue physique, l'est également au point de vue intellectuel ; com-

ment s'en étonner? C'est après tout un malade qui n'a
goût à rien, ni aux jeux, ni à l'étude, si attrayants qu'ils
soient l'un et l'autre ; il est triste et *reste dans son coin*.
Et la preuve que tous ces troubles sont sous la dépendance des végétations adénoïdes, c'est que, après deux
ou trois cautérisations, la gaieté revient, la surdité disparaît, la respiration se fait plus facilement, la voix prend
un timbre nouveau et il est impossible de reconnaître
dans l'enfant robuste, intelligent et turbulent le petit
malade chétif, paresseux et apathique qui existait quelques mois avant ; il suffit en effet de quelques semaines
après la guérison pour modifier complètement la constitution de l'enfant ; on ne le reconnaît plus ; on dirait
vraiment qu'il avait des forces à l'état latent, et que ces
forces étaient annulées par cette lésion qui semble si
bénigne ; la lésion disparue, toutes ses forces agissent
pour développer le malade en tout et pour tout ; c'est
toujours le vieil adage :

Sublata causa, tollitur effectus.

Tels sont les renseignements que les parents ou les
malades eux-mêmes fournissent au médecin ; en présence
de ces symptômes, il ne reste plus qu'à contrôler par la
vue et le toucher le diagnostic qui est déjà presque
certain.

Signes physiques. — a. *Aspect du malade;* b. *Rhinoscopie antérieure;* c. *Rhinoscopie postérieure;* d. *Palpation antérieure et postérieure.*

a. *Aspect du malade.* — Lorsque vous examinez un
malade de trois à quinze ans, d'aspect lymphatique, les
lèvres un peu grosses, la bouche ouverte, légèrement
sourd surtout par les temps humides, ronflant la nuit et

ne respirant pas par le nez, il y a quatre-vingt-dix-neuf chances sur cent pour que vous vous trouviez en présence d'une hypertrophie des amygdales palatines et pharyngée; l'enfant a des végétations adénoïdes. Un médecin habitué à ces affections ne s'y trompe jamais, et les autres signes ne servent que de moyen de contrôle.

b. *Rhinoscopie antérieure.* — Elle ne peut pas se faire directement car les cornets sont le plus souvent hypertrophiés; une solution concentrée de cocaïne les fera rétracter suffisamment; mais cette rétraction n'est que passagère; aussi cette hypertrophie engendre-t-elle une gêne considérable dans la respiration nasale.

c. *Rhinoscopie postérieure.* — Elle sera souvent difficile pour ne pas dire impossible; chez les enfants l'espace compris entre le voile du palais et la paroi postérieure du pharynx n'est pas suffisant pour laisser passer les rayons réfléchis par le miroir; ce n'est donc que chez certains malades qu'il sera possible d'aller voir directement les végétations adénoïdes et diagnostiquer le siège exact de chacune de ces tumeurs : il va sans dire que cette méthode est de beaucoup la plus précise, car pour le médecin la vue est encore le moyen de diagnostic le plus sûr.

d. *Palpation antérieure et postérieure.* — Un stylet garni d'un peu d'ouate à son extrémité est introduit par le nez, jusqu'à la paroi postérieure du pharynx ; la muqueuse ayant été insensibilisée par la cocaïne, le malade ne ressent absolument aucune douleur; alors le chirurgien se rend très bien compte, avec un peu d'habitude, du siège des végétations, de leur grosseur et de leur consistance; ce moyen d'exploration est aussi

précis que la palpation postérieure, et de plus il a l'a-
vantage énorme de ne pas être désagréable pour le malade.

Pour faire la palpation postérieure on introduit le
doigt recourbé derrière le voile du palais de manière à
remonter jusqu'à la voûte du pharynx; on pèut dans ce
dernier cas se contenter d'introduire un stylet deux fois
recourbé et aller explorer comme on l'a fait par le nez,
l'amygdale pharyngienne.

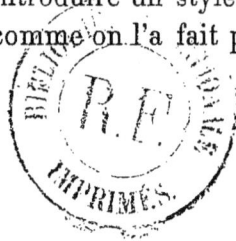

§ 5. — PRONOSTIC ET TRAITEMENT.

Et maintenant que faut-il faire ? Attendre ? C'est ce que font les malades dont les lésions sont bénignes ; mais, si les symptômes sont très accusés, l'intervention est absolument indiquée.

Or, la conclusion de tous les médecins en présence de ces troubles est unanime : il faut intervenir ; l'ablation des végétations adénoïdes est devenue en effet une opération courante et le plus souvent sans danger ; mais beaucoup de malades et surtout beaucoup de parents se refusent à laisser faire une opération ; l'expectation devient alors dangereuse, car les lésions augmentent.

De plus, il y a des cas où l'intervention chirurgicale est impossible soit à cause d'une maladie concomitante, soit à cause d'une affection voisine.

C'est pour remédier à cette impossibilité d'une cure radicale que j'ai pensé à me servir d'un médicament pouvant agir sur le tissu lymphoïde, et le faire rapidement diminuer de volume, sans avoir à craindre de complication. L'opération faite dans la plupart des cas se trouve supprimée, et remplacée par un traitement bénin et donnant des résultats certains et prompts.

Il fallait une substance antiseptique et astringente ; la résorcine possède toutes ces qualités ; non pas la résorcine en solution de 3 à 10 p. 100 comme on l'emploie souvent, mais la résorcine en solution concentrée de 100 p. 100 et de 140 p. 100.

Qu'est-ce que la résorcine?

La résorcine. — La résorcine appartient à la série aromatique; tous les corps qui en font partie dérivent de la benzine par substitution et tous peuvent la régénérer.

On a divisé ces substances en plusieurs groupes suivant qu'une ou plusieurs molécules de benzine concourent à leur formation.

Il existe une série de dérivés mono-substitués de la benzine et trois séries isomériques de produits bisubstitués; on les a désignées sous les noms de série ortho, méta et para.

La résorcine appartient à la série méta.

On part de la dinitrobenzine que l'on prend comme premier terme et qui s'appelle métadinitrobenzine; elle engendre les dérivés au moyen de réactions identiques à celles des autres séries.

La résorcine est la métadihydroxybenzine : elle se forme aux dépens du métamidophénol en vertu d'une réaction semblable à celle qui fournit l'hydroquinone (employé en photographie) en partant du paramidophénol

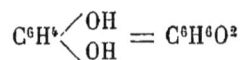

$$C^6H^4 \begin{cases} OH \\ OH \end{cases} = C^6H^6O^2$$

Pour fixer les deux groupes de OH, Wurster et Nölting ont transformé successivement la benzine métabromonitrée en métabromaniline, nitrate de métabromodiazobenzol et métabromophénol qu'ils ont fondu ensuite avec de la potasse.

C'est un corps solide, blanc, cristallisant dans la forme

orthorhombique, fondant à 110° et entrant en ébullition à 270°; très soluble dans l'eau qui à 0° en dissout 86 parties et 147 à 12°; soluble également dans l'alcool et dans l'éther; insoluble dans le chloroforme.

Elle se colore peu à peu au contact de la lumière.

C'est un antiseptique excellent, sans odeur et bien moins caustique que l'acide phénique; à 4 0/0 c'est un gargarisme excellent; la solution à 100 pour 100 dont nous nous servons est un astringent énergique que l'on peut employer sans danger en badigeonnages dans le cas d'hypertrophie des quatre amygdales; elle réussit en cinq ou dix séances à faire disparaître tous les troubles causés par les végétations adénoïdes et l'hypertrophie de l'amygdale pharyngée.

Il y a plus d'un an que nous avons commencé à employer ce traitement; dès la seconde application tous les symptômes s'amendaient et à la septième ou huitième au plus le malade était complètement guéri, c'est-à-dire que la guérison s'obtenait en trois ou quatre semaines. Nous n'avons pas voulu publier plus tôt nos observations, car nous voulions être sûr de la guérison; pas une rechute ne s'est produite, et ce que nous livrons aujourd'hui au public n'est que le détail d'un pli cacheté déposé par nous au mois de mai à l'Académie de Médecine.

Nous ne croyons pouvoir faire mieux que de résumer ici neuf des principales observations que nous avons prises sur des malades, *tous guéris aujourd'hui, sans opération.*

§ 6. — RÉSUMÉ DES OBSERVATIONS.

M. A. (4 ans). — Surdité, ronflements, respiration par le nez, accès de suffocation pendant la nuit.

Quatre badigeonnages ont suffi pour faire disparaître tous les symptômes, qui n'ont pas reparu depuis six mois.

M. B. (5 ans). — Lymphatique; ronflement et accès de suffocation pendant la nuit; écoulement par les oreilles : surdité, végétations adénoïdes.

A la quatrième cautérisation il se produit de la pharyngite catarrhale, et à la cinquième l'enfant ronfle moins et respire par le nez; à la sixième, il dort bien la bouche fermée; ne ronfle plus; l'appétit est tout à fait revenu.

Mlle C. (5 ans). — Écoulement catarrhal par les voies lacrymales; ronflement, surdité complète; arrêt du développement; hypertrophie des amygdales, végétations adénoïdes.

Les parents se refusent à laisser faire l'opération par les pinces tranchantes, conseillée cependant par plusieurs médecins; après dix cautérisations à la résorcine, l'enfant entend, ne ronfle plus la nuit, et respire la bouche fermée; *les yeux sont complètement guéris*, ce qui n'a rien d'étonnant, car la résorcine est un antiseptique puissant; après six mois de séjour à la campagne, l'enfant a grandi beaucoup et sa santé est devenue excellente.

M. D. (6 ans). — Ronflement, surdité presque complète, respiration par le nez; l'enfant est triste, et ne joue plus depuis longtemps; pendant le traitement tous les symptômes disparaissent peu à peu, et à la huitième application l'enfant est complètement guéri; il est même trop turbulent.

Mlle E. (8 ans). — *Antécédents :* le père et la mère, qui sont bien portants, ont eu quatre enfants, dont trois sont morts de méningite tuberculeuse.

La quatrième, âgée de huit ans, présente pendant la nuit des accès de suffocation, elle respire uniquement par la bouche ; l'ouïe est très dure, et l'oreille gauche coule assez abondamment.

Elle présente une hypertrophie considérable des amygdales ; le pharynx est rempli de végétations adénoïdes.

On commence le traitement une fois par semaine avec la solution de résorcine à 100 p. 100, tous les symptômes disparaissent complètement et la malade est guérie six semaines après ; aucune récidive depuis.

Mlle F. (8 ans 1/2). — A eu une méningite tuberculeuse à trois ans.

Végétations adénoïdes avec les symptômes habituels.

Guérie avec six badigeonnages.

M. G. (12 ans). — Il était enfant de chœur, et sur le point d'abandonner sa place, car il était devenu presque complètement sourd ; ses camarades l'avaient surnommé *Baillou*, il restait toujours la bouche ouverte ; il ronflait la nuit ; donc surdité avec troubles de la respiration et de l'audition ; le traitement est appliqué deux fois par semaine. Tous les symptômes disparaissent rapidement ; il dort bien la nuit, entend parfaitement et reste bien la bouche fermée ; à la quatrième séance apparaît une pharyngite catarrhale, il est complètement guéri à la neuvième.

M. H. (13 ans). — Surdité ; ronflements pendant la nuit ; écoulement par l'oreille droite.

Le malade vient huit fois et est complètement guéri ; il entend parfaitement ; respire bien par le nez, la bouche fermée ; les ronflements ont complètement disparu.

Mlle I. (16 ans). — Dans l'enfance, hypertrophie des amygdales surdité intermittente, ronflement ; végétations adénoïdes.

Après six cautérisations à la résorcine, la malade ne ronfle plus, dort bien et respire par le nez.

§ 7. — CONCLUSIONS.

En résumé, dans le traitement des affections du tissu lymphoïde pharyngien, tous les caustiques qui avaient été employés jusqu'ici, entre autres l'acide chromique et le nitrate d'argent, avaient donné des résultats peu favorables : on en était réduit à faire l'opération.

La résorcine en solution concentrée fait disparaître, en dix fois au plus, tous les symptômes et la guérison n'a pas présenté de rechutes.

C'est un médicament absolument antiseptiqne, et sans danger pour la santé générale ; les badigeonnages ne présentent aucun inconvénient et le malade ne ressent aucune douleur : pendant le traitement, il vit de sa vie ordinaire. Il n'y a pas à prendre de précautions spéciales.

Dès la seconde application, tous les symptômes diminuent d'intensité et disparaissent bientôt complètement. Dans les cas les plus défavorables la guérison a été obtenue après dix badigeonnages.

Le plus souvent, après la quatrième ou cinquième application, on voit apparaître une légère pharyngite catarrhale ; le malade se trouve enrhumé, en deux ou trois jours les mucosités disparaissent, et la guérison est obtenue.

Nous ne prétendons pas que l'ablation des végétations adénoïdes par les pinces tranchantes ou par toute autre méthode ne doit plus être faite ; mais nous croyons que la résorcine peut et doit rendre de grands services dans les pharyngites granuleuses et l'hypertrophie de la troisième amygdale : n'aurait-elle pour avantage que de faire disparaître tous les troubles en quelques jours, qu'elle devrait être essayée avant toute tentative chirurgicale.

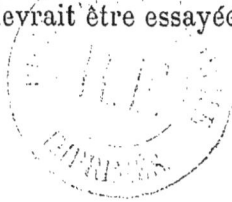

FIN.

1068-91. — Corbeil. Imprimerie, Crété.

OUVRAGES DU MÊME AUTEUR

Anatomie descriptive du sympathique thoracique des oiseaux.

Anatomie et histologie du sympathique des oiseaux.

Questions de physique, 2e édition (MASSON).

Memento d'histoire naturelle (MASSON).

Note sur un nouveau sphygmographe (récompensé par la Faculté de médecine).

Électricité médicale et galvanocaustie.

Hypertrophie du tissu lymphoïde pharyngien.

Utilité des injections de liqueur de VAN SWIÉTEN dans le tissu des tumeurs d'aspect cancéreux.

1068-91. — CORBEIL. Imprimerie CRÉTÉ.

www.ingramcontent.com/pod-product-compliance
Lightning Source LLC
Chambersburg PA
CBHW060536200326
41520CB00017B/5261